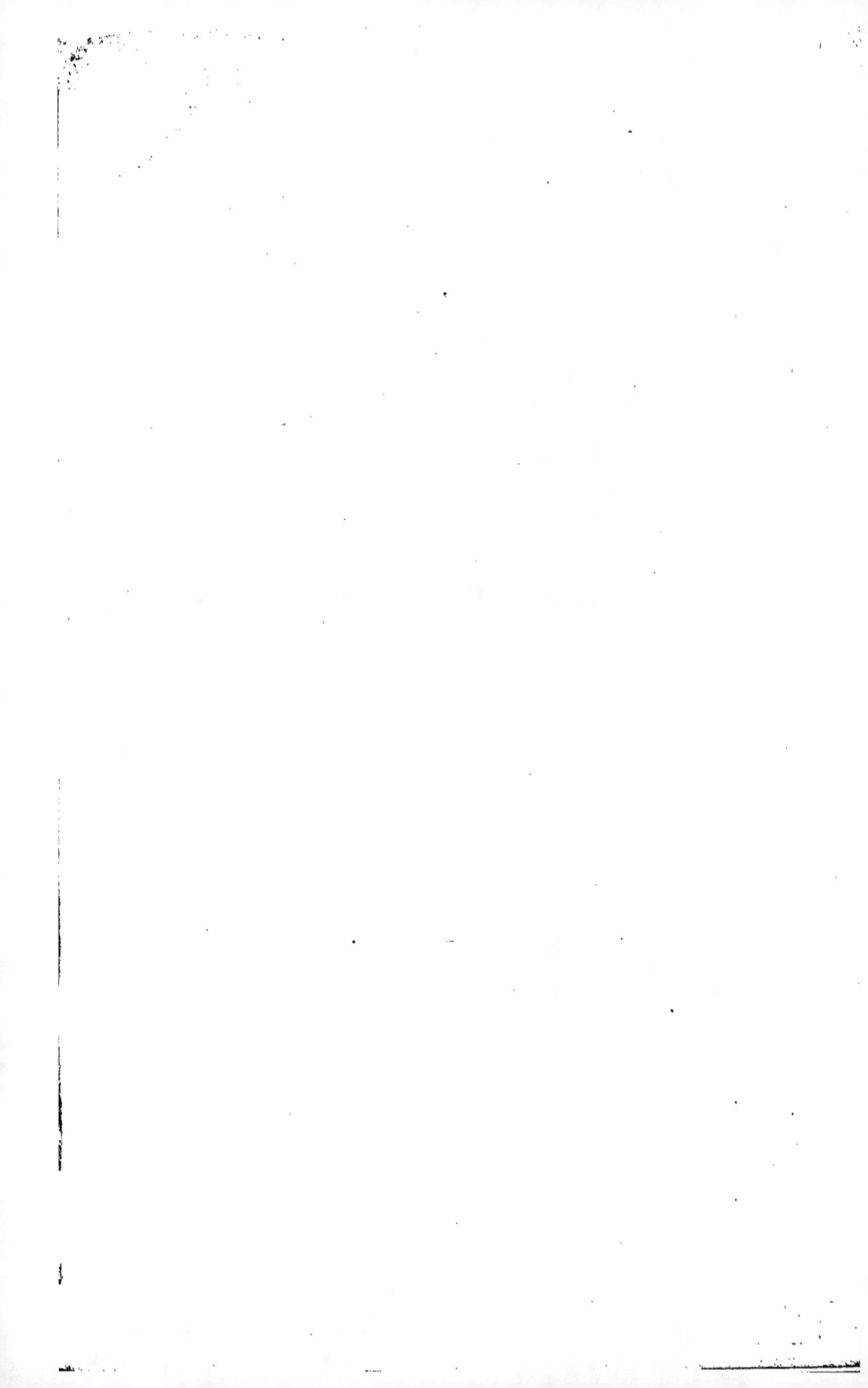

Tc 88
3

CONSIDÉRATIONS

SUR LA

GASTROTOMIE,

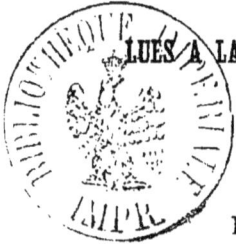

LUES A LA SOCIÉTÉ DE MÉDECINE DE BESANÇON,

LE 17 DÉCEMBRE 1851,

PAR F. COUTENOT,

Docteur en Médecine, Membre de la Société de Médecine de Besançon, de la Société
d'émulation du Doubs et de la Société de médecine d'Indre-et-Loire.

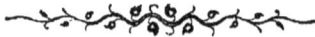

BESANÇON,

IMPRIMERIE ET LITHOGRAPHIE DE J. JACQUIN,

Grande-Rue, 14, à la Vieille-Intendance.

—

1852.

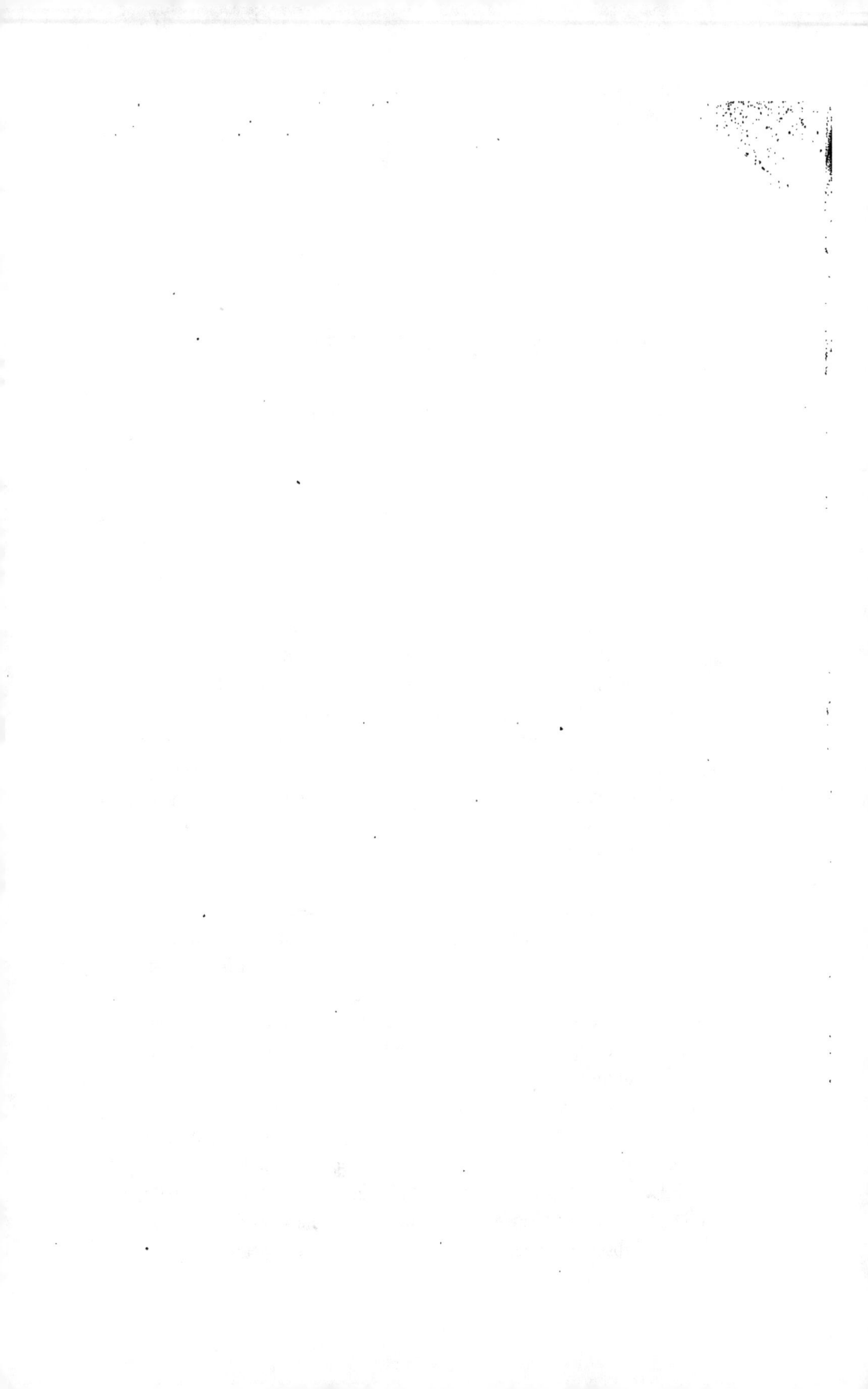

CONSIDÉRATIONS

SUR LA GASTROTOMIE,

Faisant suite à une Observation d'étranglement interne à travers une déchirure du
mésentère.

———◆◇◆———

OBSERVATION.

M. Alday, capitaine au 2ᵉ léger en garnison à Besançon, originaire d'un département méridional, âgé de 40 ans, est d'une
constitution forte, d'un embonpoint marqué, et d'un tempérament mixte bilioso-sanguin. Il est au moment de contracter un
mariage ardemment désiré, préoccupation qui n'a pas été sans
influence sur la longueur de la maladie occasion du volvulus.

Dès le 28 mars 1851, il souffre quelque peu de l'estomac et du
ventre, mais sans y donner attention. Du 3 au 6 avril, coliques,
constipation, hypogastre douloureux. (*Bains, lavements, diète.*)
Les coliques ne cessent pas ; la langue se couvre d'un enduit
blanc-jaunâtre, apyrexie. (15 *sangsues à l'anus.*) Les douleurs
intestinales ne sont pas continues et fixes, elles abandonnent
même le bas-ventre pour se porter à l'épigastre. (*Lim. citro-
magnés., lavem.*) Évacuations abondantes sans coliques. Du 6 au
12 avril, M. Alday se trouve beaucoup mieux, il mange avec retenue et sort rendre visite à la famille à laquelle il allait s'allier ; la langue restait cependant blanche et épaisse, il y avait de
l'inappétence, mais pas de fièvre. Les lavements provoquent, en
un certain point du ventre, une douleur prompte mais marquée.
(*Bains généraux, lavem. émollients et légèrement opiacés.*)

Le 12 avril, l'épigastre est un peu élevé avec douleur sourde,
la langue toujours recouverte de son enduit blanc et épais, constipation, absence de céphalalgie, de chaleur de la peau et de fré-

quence du pouls. Je l'engageai à en finir avec une douleur qui persistait depuis 12 jours, et il appliqua sur l'estomac 20 sangsues.

2 heures après ma visite, vers 10 heures du matin, on me mande à la hâte, m'annonçant que M. Alday éprouvait une colique atroce : je trouvai effectivement chez lui les signes extérieurs de la plus grande douleur. « Quelque chose, dit-il, s'est détaché de l'estomac instantanément et avec une douleur affreuse. » Cette douleur affreuse avait fait place à ce qu'il appelait une crampe d'estomac, un resserrement des hypocondres avec douleur de toute la portion sus-ombilicale de l'abdomen ; point de nausées ; les piqûres de sangsues donnent beaucoup de sang. (*Laudan. en frict. Potion avec sirop thébaïque, 40 gr.*)

Je compris de suite qu'il y avait accident grave, et sans prononcer encore le mot de *volvulus*, je demandai en consultation M. le Dr Corbet, qui ne le vit qu'à 2 heures 1/2 du soir : pâleur générale, sueurs abondantes, pouls petit et très fréquent, vomissements depuis midi de tout ce qui a été pris ; constipation, ventre ballonné. M. Corbet diagnostique un volvulus, sans y mettre aucun doute. (*Huile de ricin, 60 gr.*)

9 heures du soir. — Ni vomissements, ni selles, ventre ballonné, moins douloureux à la pression, mais d'une chaleur brûlante pour le malade, qui signale le siége de la douleur la plus aiguë et la plus fixe à l'hypocondre droit. Face altérée, sueurs froides générales, extrémités froides, pouls plus petit et plus fréquent. Je vois sa position désespérée ; M. Corbet, qui m'assistait de nouveau, partage mon opinion. (*Lavem. purgat., applic. froides sur le ventre; synapismes.*)

13 avril, 3 heures du matin. — Le pouls est filiforme, tous les symptômes se sont aggravés ; l'intelligence seule est intacte ; un vomissement a lieu ; on y retrouve la plus grande partie de l'huile de ricin ; les lavements purgatifs sont rendus tels quels. (*Frict. abdomin. avec huile fine et chloroforme, parties égales.*) Le malade en éprouve un soulagement marqué. Enfin, je lui administre la *lim. citro-magnés.*, qui l'avait purgé si heureusement lors du début de sa maladie.

9 heures du matin. — Etaient présents M. Corbet, MM. Peyre,

Chaumas, Héquin, médecin et chirurgiens militaires, M. Chenevier, élève interne. Le pouls a disparu, le refroidissement du
corps est complet ; les membres et la face sont glacés ; un vomissement contenant quelque peu d'huile et probablement toute la
limonade purgative. Les médecins consultants sont d'avis qu'on
agisse énergiquement par les drastiques. (*Lavem. avec huile de
croton tigl. 8 gouttes.*) Ce lavement est rendu comme les pré-
cédents et presque aussitôt. Tentative sur la contractilité du tube
digestif avec un appareil électro-magnétique sans aucun espoir
de réussite, la désorganisation organique étant certaine.

Vers 3 heures du soir. — L'intelligence se trouble ; dix minutes
d'une agonie qui se termine par un vomissement prodigieusement
abondant de matières liquides, fétides, appartenant manifeste-
ment à l'intestin grêle, puis la mort.

Nécroscopie. — 40 heures après la mort, l'autopsie du cadavre
fut faite en présence de MM. Corbet, Merlin, Héquin, Chenevier et de quelques officiers.

L'abdomen distendu est incisé avec précaution ; toute la sé-
reuse péritonéale, rougeâtre, est recouverte de pseudo-mem-
branes molles, diffluentes : un liquide semi-purulent, de très
récente formation, lubréfie la surface de la membrane ; les intestins grêles et l'estomac sont distendus par des gaz ; ils ne
contiennent ni liquides ni solides : le colon est rétracté et vide
de matières. Nous cherchons immédiatement dans l'hypocondre
droit, mais nous ne trouvons rien. Surpris de cette absence de
lésions, nous commencions à nous regarder avec un certain éton-
nement, lorsqu'en détournant le paquet intestinal droit, une pla-
que gangréneuse vue sur une portion logée profondément, nous
conduisit à la découverte *d'une anse intestinale appartenant à
l'iléon, d'environ 7 à 8 centim., passant à travers une déchirure opérée dans le mésentère près de son insertion au ra-
chis.*

Cette anse étranglée, mortifiée à la période de ramollissement,
n'était pas perforée. Les intestins voisins présentaient également
des plaques grangréneuses, mais seulement à leur point de con-
tact avec l'anse mortifiée ; immédiatement après, l'intestin rede-
venait sain.

L'embaumement, auquel je procédai, avec la coopération de MM. Merlin et Chenevier, nous permit de constater l'intégrité de tous les autres organes, soit du ventre, soit de la poitrine.

Cette mort rapide, dans des circonstances si malheureuses, plongea dans le deuil une famille justement aimée dans la ville. Une douleur générale et sympathique vint l'entourer : on ne pouvait croire à une fin si tragique, et les camarades de M. Alday, officiers du même régiment, étaient éloignés de n'y voir qu'un accident instantané. Mon affirmation n'aurait pas suffi à détruire tous leurs doutes, si la recherche cadavérique n'avait mis sous leurs yeux la lésion dont je leur expliquais la formation dans cette malheureuse nuit où ils me pressaient de lui ouvrir le ventre comme moyen désespéré.

Ne pouvant plus taxer le médecin de méprise, on fut porté à l'accuser d'avoir été timide, et le mot de gastrotomie, prononcé sans intention par quelques médecins comme ressource dernière, fut répété par bien des bouches. On regretta généralement donc que l'axiome hippocratique : *Ad summos morbos, summæ ad unguem adhibitæ curationes optimè valent* (1), n'ait pas été observé dans sa dernière rigueur (règle avec laquelle il n'est pas d'extravagance qu'un chirurgien téméraire ne puisse se permettre).

Si je n'avais eu pour conseiller dans cette grave circonstance un médecin aussi expérimenté que M. le professeur Corbet, j'aurais pu me reprocher d'avoir jugé trop sévèrement la proposition d'une pareille opération ; mais l'opinion de cet habile praticien fut aussi formelle que la mienne, et nous ne prîmes pas même la peine de discuter l'opportunité d'une si téméraire tentative. Les considérations qui suivent tendront à faire apprécier la pensée de gastrotomie dans le cas de volvulus.

Quiconque veut étudier l'histoire du volvulus, sans remonter trop haut, doit commencer ses recherches par le mémoire d'Hévin sur la gastrotomie, consigné dans le tome iv des Mémoires de l'académie royale de chirurgie. On y trouve une collection curieuse de quinze observations de volvulus, reçues par l'académie,

(1) *Aphor.* 6, section 1.

et qui font la base d'une critique judicieuse de la gastrotomie. Après avoir démontré que Praxagore, de même que Cœlius Aurelianus, par le mot opération, n'ont voulu parler que de la hernie avec étranglement, il signale le fait de gastrotomie heureuse relaté dans le *Sepulchretum anatomicum* de Bonet (1), et auquel il ne reconnaît point les conditions nécessaires pour y ajouter foi. Il donne entière confiance au fait de Nuck rapporté par Velse (2). Il y a eu succès ; mais cet exemple est unique pour l'académie, et il n'est pas suffisant pour adopter une pareille opération, qui a eu sa première autorité non contestée dans un savant mais trop hardi praticien d'Amsterdam, Paul Barbette, qui vivait dans le milieu du xvii° siècle (3), et qui ne fait que la proposer. Les chirurgiens qui ont traité la question après lui sont restés indécis, ou, comme Fréd. Hoffmann et Félix Plater, qui en admettent l'idée, ne la veulent qu'avant l'inflammation déclarée, c'est-à-dire dans un temps où il serait à la fois cruel et coupable de l'entreprendre. Hévin, l'organe de cette royale académie dont les recueils sont devenus classiques même de nos jours, réprouve la gastrotomie.

Ce Mémoire et l'opération malheureuse que Dupuytren osa tenter à l'Hôtel-Dieu de Paris, et que Montfalcon rapporte avec détails (4) sans nommer le chirurgien, suffirent pour la faire réprouver par tous les esprits même peu scrupuleux. Boyer la combattit (5), Maunoury ne l'attaqua pas moins (6). Mais quelle fut la surprise des chirurgiens ayant suivi la question, lorsque M. Déseimeris mit au jour (7) une œuvre posthume d'Hévin, rédigée en faveur de la gastrotomie, et qui était sa rédaction première pour être insérée dans le recueil des Mémoires de l'académie. Cette rédaction n'aurait été changée qu'après une discussion entre plusieurs membres de l'académie, dont Louis n'était

---

(1) *Lib.* III, section XIV.
(2) *Disput. de mutuo. intest. ingressu.* Lugdun., 1742.
(3) *Sepulchretum anatomicum*, lib. III, sect. XIV.
(4) *Dictionnaire des sciences médicales*, t. 23, art. *Ileus*, p. 569.
(5) *Malad. chirur.*, t. VII.
(6) *Considérations sur l'étrangl. int. du can. intestin.*, thèse, Paris, 1819.
(7) *Journ. des conn. méd.-chirurg.*, septembre 1836.

pas un des moins opposés à l'opération. On douta d'abord, puis on nia l'heureux hasard qui avait mis sous la main une œuvre inédite d'Hévin. Mais je crois à la parole de M. Déseimeris, qui se charge d'en démontrer l'authenticité par les archives et les plumitifs de l'académie royale de chirurgie.

Sans vouloir me poser en critique d'un vieux maître, je puis penser qu'Hévin eût à jamais détruit son Mémoire, s'il eût pensé qu'il pût un jour être publié. C'est cependant une œuvre d'une grande et belle érudition : plaidoyer savant d'une fort mauvaise cause, il charme par le talent, mais ses efforts ne sauraient convaincre, et l'on regrette de voir un grand nom s'acharner à prouver par des témoignages qui s'y refusent.

Ecrivain consciencieux, il fait appel à tous les auteurs qui ont touché à la question, mais il en rencontre peu qui soient disposés à passer dans son camp. Bonet lui-même est rangé parmi ceux qui laissent liberté au praticien et n'osent lui prêter l'autorité de leur nom : et cette classe est nombreuse. Quant à ceux qui trouvent dans cette opération un péril assuré sans espoir de salut, ils forment le contingent des auteurs contemporains d'Hévin. Son corps de preuves convaincantes se trouve restreint aux deux exemples de Bonet, aux observations duquel il ajoute foi dans ce Mémoire; à celle de Nuck, rapportée par Velse; enfin, à quelques praticiens qui sont plutôt approbateurs bienveillants que partisans déclarés. Freind, qu'il cite à l'appui de son opinion (1), a si peu parlé de la gastrotomie, que je ne puis croire qu'Hévin l'ait consulté; il a probablement tiré cette citation d'un auteur sans la réviser : chacun pourra se convaincre qu'il n'est question que de l'opération du bubonocèle et de l'entérocèle. Si Cheselden est appelé à témoigner pour l'ouverture de la partie inférieure de l'abdomen (2), c'est seulement dans le cas de bubonocèle avec étranglement, opération difficile et périlleuse, et recommandée plus tard par Lieutaud (3), mais étant loin d'être une gastrotomie telle que la réclame un cas de volvulus. Il lui

(1) *Histoire de la médecine*, p. 67, au mot Paul.
(2) *Traité d'anatomie.*
(3) *Précis de méd. prat.*, liv. II, sect. 3, p. 560.

reste l'autorité de Fréd. Hoffmann (1), de Félix Plater (2), qui conseillent d'y recourir comme extrême remède, et ils y mettent, comme nous l'avons déjà vu, une condition presque contradictoire : c'est de bien être assuré auparavant qu'il n'y a pas d'inflammation considérable.

La gastrotomie n'était donc prouvée, au temps d'Hévin et de Louis, que pour la proscrire. Les travaux modernes et les tentatives hardies de quelques contemporains ne l'ont pas relevée de la condamnation portée par ces grands maîtres. Ce Mémoire, mis au jour par M. Déseimeris, n'est pour nous qu'une pièce historique démontrant une fois de plus quelle est la puissance d'un talent hors ligne, cherchant à faire adopter ou rejeter l'opportunité d'une importante détermination. Hévin était plein de cette ardeur chirurgicale si désireuse du progrès, et qui est la compagne du génie. En voulant édifier au lieu de détruire, il n'aurait réussi qu'à préparer à cette opération un sort analogue à celui auquel, quelques années auparavant, la royale académie destinait une autre tentative hardie, je veux parler de la néphrotomie.

Ce qui demeurera toujours la grande difficulté, c'est l'absence ou l'insuffisance des signes diagnostiques. « J'aimerais mieux certainement, disait Moschen (3), que quelqu'un voulût me les apprendre, que d'être obligé de les décrire moi-même. » La tumeur existe quelquefois, mais elle n'est pas fréquente, et c'est sur elle seule qu'on pourrait se guider. Qu'aurions-nous fait, si une incision eût été faite à notre malade, sur le lieu de la douleur seulement ? La douleur n'est donc qu'un signe général ; elle ne saurait servir de point de repère. Saviard (4) trouve dans cette seule circonstance une raison pour douter que l'opération ait jamais pu être pratiquée avec succès, « à cause de la difficulté de bien juger de l'endroit où il faudrait faire l'ouverture, afin de trouver à point nommé le boyau replié. Or, cette difficulté consiste en ce que la douleur causée par un étranglement de cette

(1) *Diss. med. de pass. iliac.*, parag. 27.
(2) *Praxis*, t. ii, cap. 13, p. 555.
(3) *Diss. inaug. de pass. iliac.*
(4) *Observ. de chirurg.*, obs. 34.

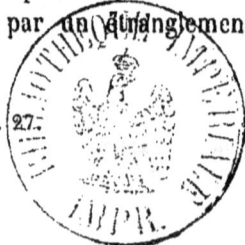

nature pourrait se communiquer à tout le conduit intestinal, et même au ventricule, et l'on aurait alors beaucoup de peine à choisir le lieu de l'ouverture. »

Sans porter le jugement sévère de Kirschbaum (1), qui regarde la gastrotomie comme un homicide volontaire et prémédité, nous pouvons avancer toutefois que la symptomatologie de cette affection n'est pas assez spéciale dans son premier temps de durée, c'est-à-dire avant le développement des accidents inflammatoires et des vomissements fœcaux, pour autoriser un chirurgien prudent à tenter une opération aussi dangereuse ; que dans ce second temps de la maladie, les accidents formidables qui confirment seuls la justesse du diagnostic, la rangent parmi les maladies désespérées ou mortelles qu'il ne faut jamais entreprendre, d'après le vieux conseil de Celse (2), et qui peuvent cependant trouver remède dans la nature, dont il ne faut jamais désespérer ; seule elle possède les procédés admirables de sa vertu médicatrice, pour procurer une guérison complète après la séparation et l'expulsion d'une partie plus ou moins considérable du canal intestinal.

On trouve une discussion de plusieurs faits heureux de ce genre, dans un Mémoire de M. Cayol, publié à la suite de sa traduction du Traité des hernies de Scarpa (3). Voyez les exemples de Tompson (4), Buet (5). M. Hill rapporte une séparation de 44 pouces d'intestin colon gangréné, et la malade ne mourut que quarante jours après (6). Le professeur Citadini a été plus heureux. A la suite d'une invagination, il se sépara une portion d'intestin de la longueur *d'un bras* environ, qui fut expulsée par l'anus. Le malade guérit (7). Notre confrère M. Druhen aîné a rapporté une observation appartenant au même genre à la Société de médecine de Besançon (8).

(1) *Dissert. medic.-chirurg. de herniâ ventriculi,* 1749.
(2) *De med.,* lib. v, chap. 26.
(3) 1811, 1 vol. in-8°.
(4) *Archiv. de méd.,* 2e série, t. XI, p. 352.
(5) *Archiv.,* 1827.
(6) *Montly Journ.;* august. 1845, et *Rev. méd.,* nov. 1845.
(7) *Bulletino della scienza med.,* et *Revue médic.,* 1847.
(8) *Bulletin de la Société de médecine de Besançon,* 1846.

Entre les deux périodes que nous avons marquées à la maladie, il n'existe pas d'intervalle saisissable, puisque, comme nous l'avons vu déjà deux fois, les défenseurs de la gastrotomie la réprouvent lorsqu'il y a inflammation ; le temps propre à l'opération n'existe donc pas (1).

Une autre difficulté : Dans la passion iliaque, essentiellement nerveuse, si elle existe véritablement, ce que tendent à prouver les observations de Barthez (2), un chirurgien désireux d'opérer d'après les règles de Hoffmann et de Plater, et qui se contenterait d'un symptôme qui est souvent et seul pathognomonique, le rejet des matières fœcales, s'exposerait à de bien malheureuses méprises.

Montfalcon, dans son article *Iléus*, du grand dictionnaire (3), en savant prudent, ne rejette pas absolument la possibilité de l'opération, et il cherche à poser les indications qui pourraient autoriser une tentative. « Cependant, en combattant un abus, ne tombons pas dans un autre, et ne proscrivons pas entièrement la gastrotomie : *peut-être* un chirurgien serait-il autorisé à tenter cette opération dangereuse, si l'étranglement interne avait été précédé d'un craquement senti par le malade à une époque pendant laquelle il jouissait d'une santé parfaite ; si une douleur violente et fixe dans un lieu déterminé avait suivi cet accident ; si l'extrême sensibilité de l'abdomen était partie, par irradiation, de ce point douloureux ; si enfin un long espace de temps ne s'était pas écoulé depuis l'invasion des phénomènes inflammatoires...... Lors même que les circonstances les plus heureuses sont réunies, le chirurgien, avant de prendre le fer, doit examiner l'état local et général du malade avec le plus grand soin. Je ne sais si, sur les plus grandes probabilités de l'existence d'un étran-

---

(1) Il est vrai que la condition organique du volvulus, sujet de notre observation, rendait impossibles les efforts de la nature : comme il n'était pas donné de le déterminer par quelque symptôme, nos soupçons ne pouvaient pas pencher vers une pareille lésion, dont nous n'avons trouvé qu'un seul exemple dans nos recherches, celui de Saucerotte, et qui par conséquent est exceptionnel. (*Mém. de l'ac. de chir.*, t. IV, p. 239.)

(2) *Mém. de la Société médic. d'émul.*, an VIII, t. III, p. 401.

(3) *Dict. des sciences médic.*, t. 23, p. 581.

glcment interne, et avec quelques lumières sur le siège qu'il occupe, un homme prudent se déciderait à tenter une opération
qui offre si peu de chances de succès. » Mais ces indications sont
bien rares, et elles se trouvent difficilement groupées pour donner
au chirurgien une latitude convenable.

Dupuytren l'a tentée; l'étranglement n'a pas été trouvé, et depuis, personne n'a mieux exposé le petit nombre des chances fa-
vorables qu'offre la gastrotomie, dans le but de rechercher des
étranglements internes et de les détruire (1).

M. Rayer, aidé de Dupuytren, assista à l'appareil symptoma-
tique d'un étranglement interne qui se déroula pendant dix jours,
et leur laissa le temps de discuter froidement l'opportunité d'une
opération chirurgicale : ils n'osèrent prudemment la tenter,
quoique la malade 1° fût pleine de courage, 2° que le siège de l'obstacle fût clairement indiqué, 3° que l'inflammation fût bornée
dans un cercle étroit autour du point affecté (2).

M. Cruveilhier ne la trouve jamais proposable, s'appuyant sur
ce que l'existence de l'invagination est toujours problématique.
« Et lors même que le diagnostic serait aussi positif qu'il est
douteux; lors même qu'on arriverait juste sur la portion inva-
ginée, par une incision pratiquée aux parois abdominales, qu'on
l'attirerait aisément au dehors, on conçoit que la désinvagina-
tion de l'intestin pourrait, dans l'état d'altération où sont les
tuniques intestinales, rompre des adhérences salutaires, rompre
l'intestin lui-même, parce qu'une péritonite presque incessam-
ment mortelle serait la suite d'une pareille manœuvre (3).

La publication du manuscrit retrouvé d'Hévin n'a donc point fait
de conversion; quoique cette maladie soit malheureusement encore trop fréquente, il ne s'est guère trouvé de praticiens hardis,
et la témérité ne manque cependant pas à nos contemporains.

Le professeur du Val-de-Grâce, Michel Lévy, ne s'y est pas
arrêté, dans l'observation faite sur un garde municipal, rapportée
dans la *Revue médicale* (4). Enfin, il ne s'était jamais présenté de

(1) Sabatier, *Med. oper.*, 1824, t. III, p. 480.
(2) *Archiv. génér.*, mai 1824, p. 68.
(3) *Planches d'anatomie pathologique*, 22e liv., p. 8 (1835-1842).
(4) *Revue médic.*, avril 1845.

nos jours une gastrotomie plus heureusement faite que celle du docteur Killon (1), chez une demoiselle de 36 ans, présentant tous les symptômes de l'iléus ; une consultation permit de tenter le moyen extrême avant le développement des accidents formidables. On trouva l'intestin hernié à travers l'un des trous obturateurs ; dégagé facilement, il conservait un état sain quoique foncé en couleur. La mort n'en vint pas moins huit heures après. Cette observation montre une indication heureusement rencontrée, et cependant le succès ne couronna pas l'œuvre.

Je ne veux pas ranger parmi les actes probants le fait heureux du docteur Réali (2), qui, après avoir découvert par l'incision de la paroi abdominale un nœud d'intestin, ne put le délier, l'incisa en trois, fit l'entéroraphie, et vit néanmoins guérir son malade. La témérité du chirurgien italien devient suspecte, lorsqu'on le voit, quelques mois après, gastrotomiser pour extraire un corps étranger introduit dans le rectum, dont il n'aurait pu opérer la sortie par la voie naturelle (3).

Quant à l'entérotomie de MM. Laugier (4) et Maisonneuve, c'est une idée déduite de considérations purement théoriques, et par conséquent sans base pratique. Néanmoins, c'est une voie ouverte, qui réclame l'approbation d'au moins deux faits, l'insuccès de M. Monod (5) dans l'établissement de l'anus artificiel n'étant pas encore de force à persuader. C'était, il est vrai, à propos d'un fait, que M. Maisonneuve composa son Mémoire, dont l'une des conclusions est que l'étranglement interne n'est plus au-dessus des ressources de l'art. Mais ce fait, rapporté par l'auteur à l'académie de médecine (6), n'est qu'un étranglement interne succédant à une opération de hernie inguinale droite, étranglée et venant d'être opérée. Les symptômes continuant, l'habile chirurgien ne craignit pas de fendre la paroi abdominale et de courir à l'étranglement qui était plus élevé. Ce fait n'ap-

(1) *Lond. med. chir. transact.*, vol. 51 ; *Rev. médic.* 1849.
(2) *Il Raccoglitore medico*, 1848. *G. méd.*, 1849.
(3) *Corrispondenza scientifica in Roma*, 1849.
(4) *Bulletin chirurg. de Laugier*, 1839, p. 368.
(5) *Archiv. génér.*, 2ᵉ série, t. II, p. 455, 1838.
(6) Séance du 16 septembre 1844.

partenant pas à proprement parler au genre volvulus et étranglement interne, il ne peut servir de base pratique à la méthode thérapeutique par l'entérotomie.

Nous proscrivons donc la gastrotomie, parce que : 1° les diverses variétés de volvulus se confondent par des symptômes semblables, ce qui explique le terme générique de passion iliaque que nos prédécesseurs lui ont donné, et cependant, ces variétés fournissent des indications thérapeutiques différentes ; 2° parce qu'il y a impossibilité de déterminer la condition organique du volvulus, la cause, le lieu de l'obstacle, le temps de l'opération.

J'avais terminé cette petite étude dialectique soulevée par cette première observation, lorsque, par un hasard malheureux, me tomba entre les mains un nouveau fait du même genre, capable de renouveler toutes les péripéties de mon premier malade, si je ne m'étais trouvé fortifié par le raisonnement que je viens de développer. Toutefois, il n'est pas de conviction en médecine qui ne puisse être ébranlée par cet ardent désir instinctif d'agir en présence d'une mort qui s'annonce inévitable, et si une réunion d'avis contraires s'était trouvée en face de mon opinion, je l'aurais peut-être oubliée ; le sentiment légitimant quelquefois ce que la raison condamne.

OBSERVATION II.

Renaud, Frédéric, jardinier à la Butte, 20 ans, belle force physique et santé inaltérée, charge tous les matins le balayage des rues. Le 4 juillet 1851, après une selle facile et copieuse, il vint à la ville, où il éprouva, en descendant de sa voiture, une violente douleur au côté droit du ventre. Après s'être soulagé un instant par la compression manuelle, il procéda à ses travaux habituels, mais avec difficulté ; et lorsqu'il arriva chez lui, vers les dix heures du matin, il ne pouvait se tenir debout. Couché, il se plaignit de coliques tellement violentes, que, malgré son courage habituel, elles lui arrachaient des cris. Il prit de l'huile d'olives en certaine quantité, et n'eut pas de selles. Les douleurs étaient toujours intenses, lorsque sa mère vint me demander conseil, vers dix heures du soir ; mais l'exposé fort peu intelligent de la maladie ne me fit poser aucun diagnostic. Je lui conseillai un *lavement huileux*, *un liniment laudanisé,* après avoir retiré promesse de ses nouvelles pour le lendemain de bon matin.

Le lendemain, 5 juillet, le malade n'était pas soulagé. J'allai le voir. Le facies terreux, exprimant la plus grande souffrance ; la peau froide et couverte d'une sueur visqueuse, le pouls petit et fréquent, me rappellent mon malheureux capitaine ; douleur vive dans le ventre, s'exaspérant par la moindre pression, spécialement dans la région iliaque droite. Le ventre n'est pas tendu, et même il est contracté ; la verge est douloureuse, rétractée ; urines rares et inflammatoires ; un vomissement bilieux ; pas de selles par les lavements. Le diagnostic n'était pas douteux : il y avait volvulus, et je ne pouvais conjurer que les accidents inflammatoires déjà engagés. (*30 sangsues loco dolenti.*)

7 heures du soir. — Même état du pouls et de la peau, même douleur ; deux vomissements glaireux et pas de selles ; les piqûres de sangsues donnent du sang en abondance. (30 *sangsues nouvelles, limonade purgative par verrées, lavement huileux.)*

6 juillet, 6 heures du matin. — Facies altéré, extrémités froides et humides, pouls très petit et très fréquent ; la douleur a cédé quelque peu ; soif ardente, feu intérieur qui le consume ; toutes les boissons sont rendues immédiatement, il en est de même des lavements ; ses vomissements sont liquides, bleuâtres, sans odeur fœcale ; la saignée locale se continue avec abondance. *(Chaque demi-heure un paquet pour frictions: onguent napolitain, 100 grammes ; onguent de belladone, 30 grammes, pour 10 paquets ; émulsion d'huile de ricin, 30 grammes.)*

11 heures. — Consultants : les docteurs Bouton et Merlin. Etat plus grave, pouls filiforme 130°, tout le corps glacé. La rémission sensible de la douleur permet une palpation légère, par laquelle on circonscrit une partie du ventre rénitente, et qui occupe toute la portion droite de l'abdomen. Le volvulus n'est douteux pour aucun des deux. M. Bouton soulève la question de gastrotomie. On convient de prendre l'avis de M. Corbet, et M. Bouton se charge d'aller lui-même exposer l'état du malade ; la réponse est négative. *(Nouvelle dose d'onguents; lavement avec tabac, 15 grammes.)*

6 heures du soir. — Pouls imperceptible , crampes dans les mains et les jambes ; chaleur brûlante à l'intérieur, surface du corps glacée ; vomissements d'odeur intestinale, jaunâtres, pas de selles ; intelligence saine. *(Nouvelle dose d'onguents ; glace à l'intérieur.)*

7 juillet. — Trois à quatre selles jaunâtres mêlées d'un liquide gris purulent , rappelant bien le pus du sphacèle : le ventre est ballonné ; hoquet.

4 heures du soir. — Avec les deux confrères précédemment nommés : extrémités glacées , crampes, hoquet ; l'intelligence est encore saine , et le malade cherche à lutter contre un sommeil pénible qui l'accable et qu'il redoute. Un vomissement d'odeur fœcale et une selle de même nature que celle que nous avons décrite plus haut. Mort à 10 heures du soir.

Malgré mes instances les plus pressantes, nous ne pûmes obtenir l'ouverture du cadavre ; la promesse nous en fut alternativement donnée et retirée. C'est une lacune fâcheuse à l'observation , qui reste par là incomplète.

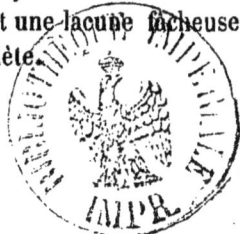

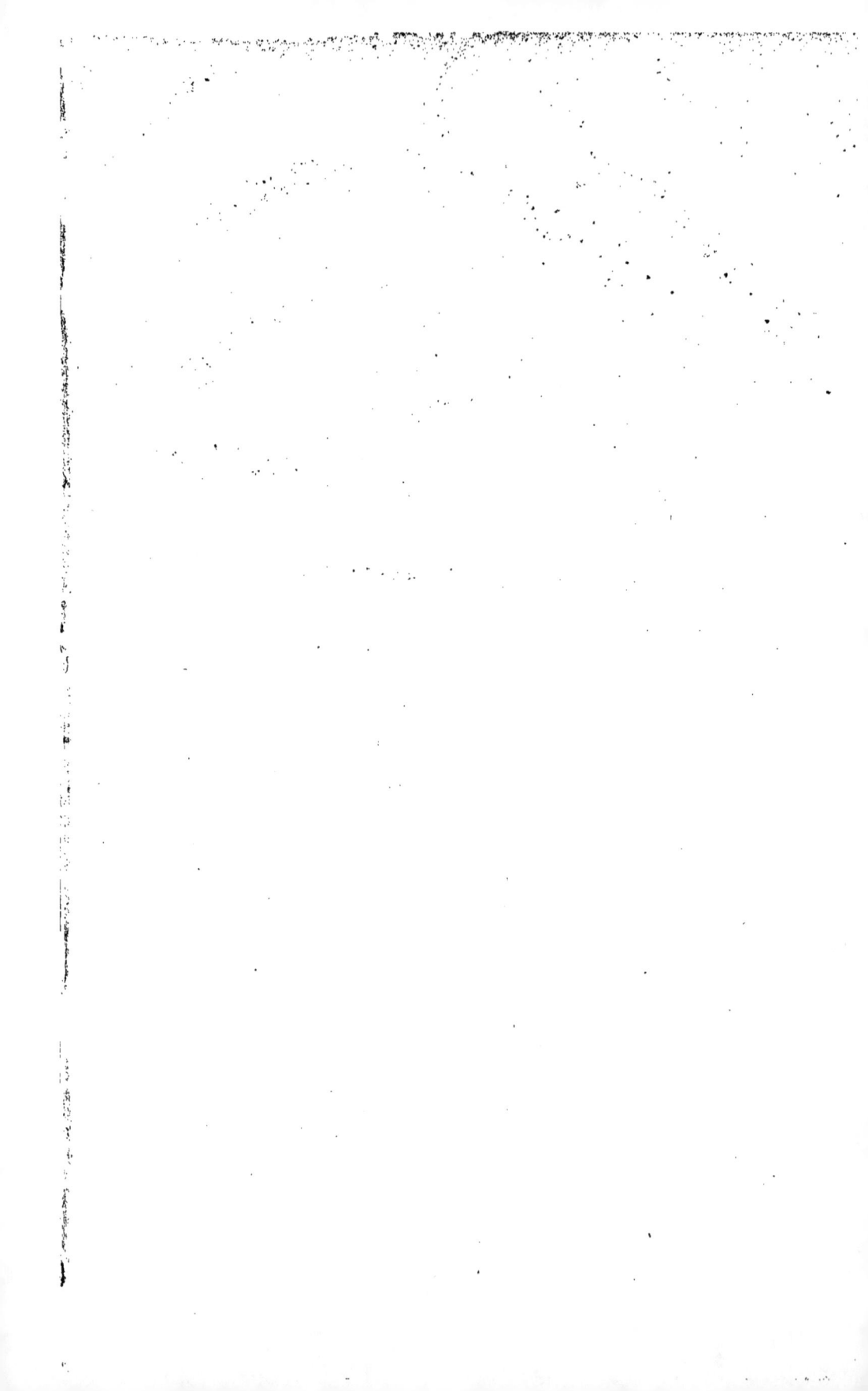

www.ingramcontent.com/pod-product-compliance
Lightning Source LLC
Chambersburg PA
CBHW050427210326
41520CB00019B/5827